TRAITEMENT RATIONNEL

DES

MALADIES DES VOIES RESPIRATOIRES

ET DE LA

Tuberculose Pulmonaire

CONGRÈS INTERNATIONAL DE LA TUBERCULOSE
Octobre 1905

INSTITUT DES NOUVEAUX FORMOLATEURS

11bis, rue d'Edimbourg, Paris. (*Téléph. 546-42*)

PARIS

IMPRIMERIE TYPOGRAPHIQUE JEAN GAINCHE

15, rue de Verneuil, 15

1906

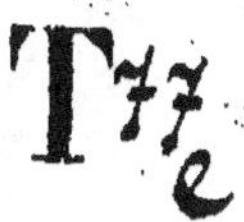

TRAITEMENT RATIONNEL

DES

MALADIES DES VOIES RESPIRATOIRES

ET DE LA

Tuberculose Pulmonaire

CONGRÈS INTERNATIONAL DE LA TUBERCULOSE

Octobre 1905

INSTITUT DES NOUVEAUX FORMOLATEURS

11bis, rue d'Edimbourg, Paris. (*Téléph. 546-42*)

PARIS

IMPRIMERIE TYPOGRAPHIQUE JEAN GAINCHE

15, rue de Verneuil, 15

1906

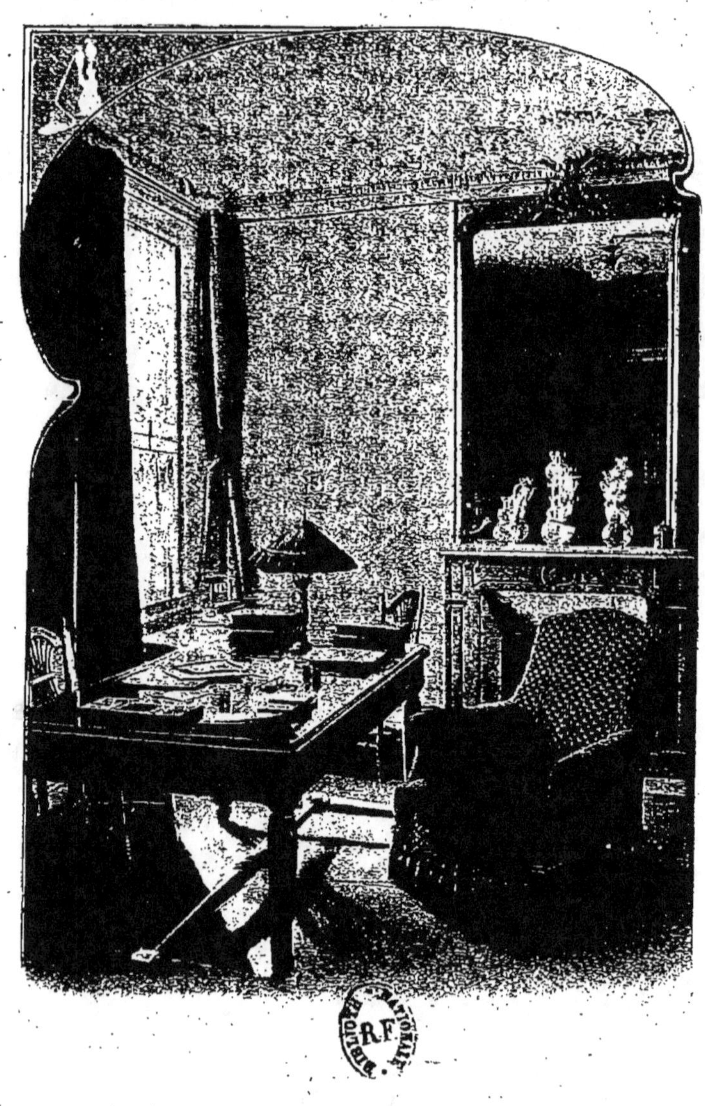

Institut des nouveaux Formolateurs.

CABINET DE LA DIRECTION

PRÉFACE

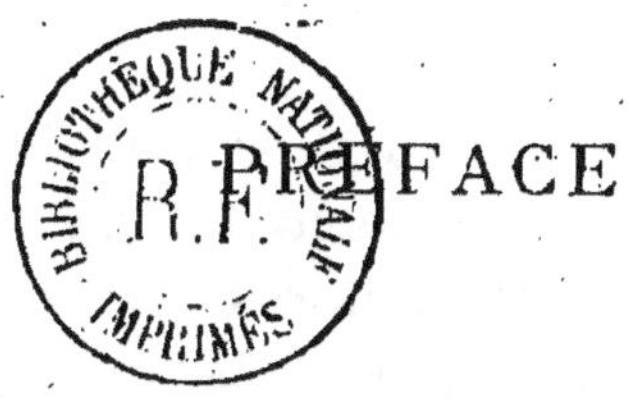

Une des questions les plus importantes qui ait été traitée au dernier Congrès international de la tuberculose, tenu récemment à Paris, a été celle de l'antiseptique à employer pour détruire le germe de cette maladie, le *bacille de Koch*, dans tous les milieux extérieurs où il se trouve répandu, mélangé aux poussières de l'air ou des locaux habités par les malades. Tous les savants qui assistaient à cette réunion sont tombés d'accord pour reconnaître que le Formol est, dans ce cas, le microbicide de choix.

Cette conclusion n'est pas faite pour nous surprendre, car elle confirme les résultats des expériences faites il y a plus de dix ans par le Dr Ghirelli, puis par Trillat et Bardet sur cet antiseptique. Mais il ne s'était pas contenté de montrer que ce corps détruit rapidement et complètement les divers germes morbides que laissent dans les locaux où elles ont été malades les personnes atteintes d'affections contagieuses. Il a démontré, de plus, que le Formol, introduit sous forme d'inhalations dans les voies respiratoires, y détruit aussi bien les microbes que dans une chambre ou dans un crachoir, et qu'on peut utiliser cette substance non seulement, comme on le verra dans l'exposé qui va suivre, pour le traitement de la tuberculose pulmonaire, mais aussi pour celui de la grippe infectieuse, des laryngites, de la bronchite chronique fétide et de la gangrène pulmonaire. Depuis ces premiers travaux, le temps a fait son œuvre de confirmation. Un antiseptique parfait doit, en dehors de ses qualités microbicides, être inoffensif pour les animaux supérieurs et pour l'homme, non corrosif, sans odeur désagréable, sans action nuisible sur le malade ou les personnes de son entourage, non plus que sur le linge et les instruments ou ustensiles employés. Le Formol présente toutes ces qualités. Nos expériences personnelles avec le chimiste Bruhat, celles du Dr Loir, directeur de l'Institut Pasteur de Tunis, du Dr Seydewitz, de l'Institut Lœffler de Berlin, de Tunnicliffe et Hewlet, du Laboratoire bactériologique du Kings'Collège, d'Elsner, de l'Institut Koch, entreprises dans les conditions les plus variées, dans les milieux les plus divers, ont encore, après celles que nous avons citées plus haut, permis de constater que la valeur antiseptique du Formol est supérieure à celle du sublimé et qu'à la dose utile ce corps n'est nullement toxique.

C'est pourquoi nous nous sommes occupés, à l'Institut médical des nouveaux Formolateurs, de créer des instruments et des préparations pratiques, tant pour le traitement des maladies des voies respiratoires, pour celles des reins et de la vessie où le Formol a aussi une action curative précieuse, que pour la désinfection des locaux, des sécrétions, excrétions, des linges et des instruments qui peuvent être infectés par la présence de microbes.

DES INHALATIONS DE FORMOL

DANS LE

Traitement des maladies des voies respiratoires

Rapport fait à l'Académie de médecine

Par le Dr L. R. REGNIER

Ancien interne des Hôpitaux,
Chef du Laboratoire d'Electrothérapie de la Charité

La plupart des maladies des voies respiratoires, et
en particulier celles qui frappent le larynx, les bron-
ches et les poumons, sont la conséquence d'une
infection microbienne générale ou locale.

C'est pourquoi, depuis que cette cause est connue,
on s'est efforcé de la combattre à l'aide d'inhalations ou de pulvérisations des diverses substances
antiseptiques que les progrès de la science mettaient
peu à peu au service de la médecine. C'est ainsi
qu'on a essayé tour à tour, avec des succès divers,
l'acide phénique, le sublimé corrosif, l'acide fluorhydrique, les différents gaz sulfureux provenant des
eaux minérales.

La plupart se sont montrés peu efficaces, soit parce
qu'il est impossible de les employer à la dose utile
sans exposer le malade à des phénomènes d'intoxi-
cation (sublimé, acide phénique, acide fluorhydrique),

soit parce que leur odeur ou les réactions conges-
tives qu'ils déterminent sur les muqueuses du système respiratoire les rendent difficilement maniables
(gaz sulfureux). Ces derniers cependant ont une
efficacité incontestable et depuis longtemps recon-
nue ; mais la nécessité de transporter les malades
aux sources dont ces gaz émanent en restreint forcé-
ment l'emploi.

En 1893, le professeur Debove, parlant du traitement de la tuberculose pulmonaire, s'exprimait
ainsi : « La thérapeutique idéale consisterait à traiter
cette maladie comme la gale ou la teigne, à l'aide
d'un parasiticide ; malheureusement celui du bacille
tuberculeux est encore à trouver. »

C'est à ce moment que le Dr Ghirelli eut l'idée
d'employer pour combattre cette affection les vapeurs
du Formol, dont les propriétés antiseptiques venaient
d'être démontrées. Depuis, les recherches entreprises
ont confirmé les premiers résultats obtenus, et au
dernier Congrès de la tuberculose, la supériorité de
valeur microbicide du formol vis-à-vis du bacille de
Koch a été définitivement constatée.

Cette démonstration ne nous a pas surpris, car nous
avons été à même de constater, depuis plus de dix
ans, l'efficacité des inhalations des vapeurs de Formol
dans les bronchites aiguës et dans les bronchites
chroniques, notamment dans celles qui accompa-
gnent l'emphysème.

Dans la bronchite fétide, elle produisent aussi
d'excellents résultats. Il en est de même dans les
laryngites, et en particulier dans la laryngite tuberculeuse, dont elles représentent un des meilleurs
modes de traitement.

L'efficacité des inhalations de formol s'explique d'ailleurs aisément. On peut constater, en effet, que les vapeurs de l'aldéhyde formique n'agissent pas seulement sur la surface des muqueuses des voies respiratoires. Elles pénètrent dans l'intimité du tissu, dans les glandes qui le parsèment et vont détruire les microbes dans l'épaisseur du parenchyme.

Cependant leur action est d'autant plus énergique que la lésion est plus rapprochée de la surface de l'arbre bronchique. Dans ces, cas la disparition des bacilles est totale et rapide. Dans les cas d'infiltration parenchymateuse, avec broncho-pneumonie caséeuse, on n'observe le plus souvent qu'une diminution du nombre des microbes ; mais celle-ci peut être suffisante pour permettre au malade de se rétablir suffisamment pour pouvoir vaquer à ses occupations. Il n'y a que dans les formes profondes qu'elles paraissent sans effet.

On constate chez les tuberculeux qui font usage de ces inhalations un phénomène particulièrement intéressant, c'est l'action du formol sur les bacilles associés, et en particulier sur le tétragème, qui est rapidement détruit.

Or, nous avons pu constater au cours de nombreux examens que la présence de ce tétragème dans les crachats des phtisiques assombrissait le pronostic de l'affection, et qu'à ce point de vue sa numération a peut-être encore plus d'importance que celle du bacille de Kock.

Toutes les fois, en effet, que le tétragème a diminué ou disparu dans les expectorations de nos malades, nous avons constaté une amélioration correspondante pouvant aller jusqu'à la guérison.

Le dernier point sur lequel nous tenons à insister à cause de son importance au double point de vue thérapeutique et prophylactique, c'est que quand la désinfection des crachats est obtenue, elle reste définitive. Ce fait avait déjà été signalé d'ailleurs par le Dr Ghirelli, dans le mémoire qu'il publia en 1896. D'autres auteurs ont vérifié depuis l'exactitude de cette constatation. Ces malades cessent donc d'être un danger pour leur entourage, alors même que l'expectoration n'est pas encore complètement tarie.

Et nous croyons être autorisé à conclure que les inhalations de vapeur de Formol, appliquées judicieusement aux affections des voies respiratoires, d'origine microbienne, et notamment à la tuberculose, constituent un moyen thérapeutique d'une efficacité réelle, facilement contrôlable par l'examen bactériologique, et un moyen prophylactique précieux pour l'entourage des malades.

TRAITEMENT RATIONNEL

DES

MALADIES DES VOIES RESPIRATOIRES

ET DE LA

Tuberculose pulmonaire

PAR LA SOLUTION DE FORMOL (Inhalation).

———

CONGRÈS INTERNATIONAL DE LA TUBERCULOSE

OCTOBRE 1905

———

Comment on devient phtisique

On sait aujourd'hui que la tuberculose est une maladie causée par l'introduction dans le corps humain d'un germe microscopique appelé, du nom de celui qui l'a découvert, le *bacille de Koch*.

Pour que ce germe ou *graine* puisse se développer et se multiplier il faut qu'il rencontre un *terrain* favorable, c'est-à-dire un organisme affaibli par différentes causes : chagrins, misère, dépression morale, surmenage, croissance exagérée et rapide, vie dans un air confiné, alcoolisme, etc., puis une cause déterminante, une occasion favorable pour s'implanter.

C'est surtout à la suite des laryngites, rhumes, bronchites, grippes, pleurésies, que ce germe, qui

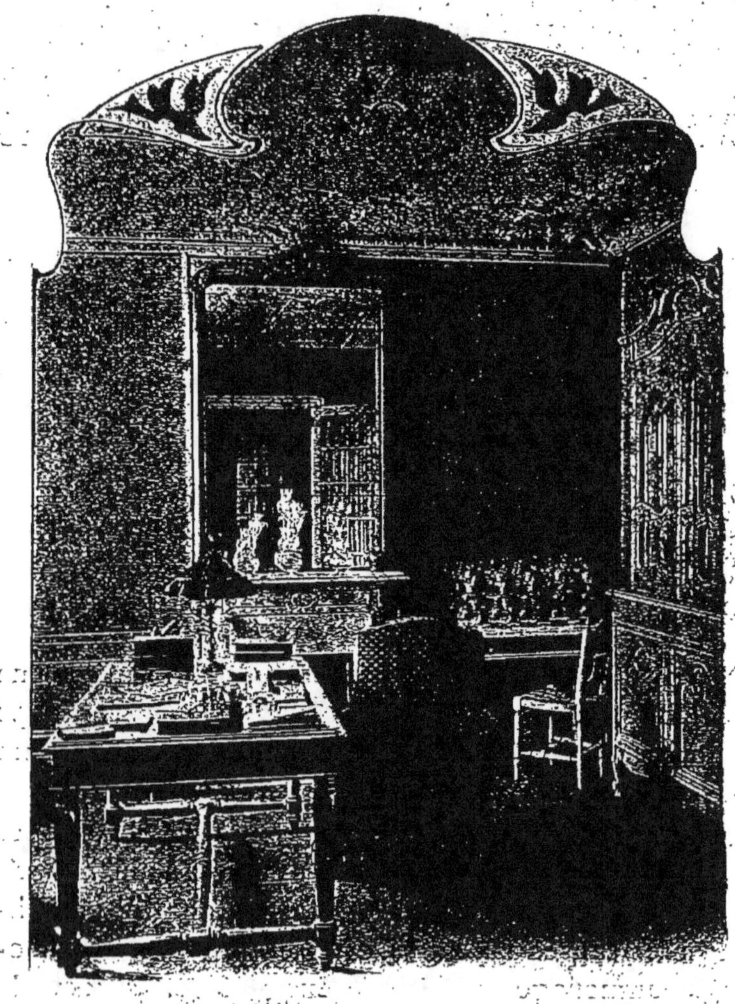

CABINET DE LA DIRECTIÓN

est répandu partout dans les poussières de l'air, pénètre dans les poumons et donne naissance à la maladie appelée *tuberculose pulmonaire* ou *phtisie*, d'où le dicton populaire, si vrai, que cette affection est le plus souvent la conséquence d'un rhume négligé.

Combien nombreux, en effet, sont les imprudents qui, se mettant, après un refroidissement, à tousser le matin et quelquefois le soir d'une petite toux sèche, quinteuse, pas bien fatigante, ne s'en préoccupent pas, pensant que *cela se passera*.

Mais la toux ne passe pas, au contraire. Au bout de quelques mois, sous l'influence d'un refroidissement nouveau, ou à l'occasion d'un excès de fatigue, d'un chagrin, la toux devient plus tenace, les forces diminuent, l'amaigrissement commence. Le mal est déjà bien enraciné. La même incurie coupable produit les mêmes effets chez ceux qui, pris de grippe ou de bronchite, laissent sans soins une toux persistante.

Le bacille de Koch trouve, en effet, par la présence d'autres microbes dans les poumons un excellent terrain de culture pour pousser et provoquer la phtisie. Cela explique pourquoi cette maladie est si répandue et si grave qu'elle cause à elle seule, en France, environ 150.000 décès par an, le quart de la mortalité générale !

C'est cependant, ainsi que l'a écrit le professeur Grancher, la plus curable de toutes les maladies chroniques. Mais elle l'est d'autant plus qu'on la soigne plus tôt, car, pour guérir, il faut vouloir se soigner et le vouloir longtemps. Il faut aussi le pouvoir. C'est-à-dire qu'il est nécessaire que la méthode de traitement employée soit compatible avec les ressources et les occupations du malade, ce qui ne se réalise pas toujours avec les traitements actuellement employés.

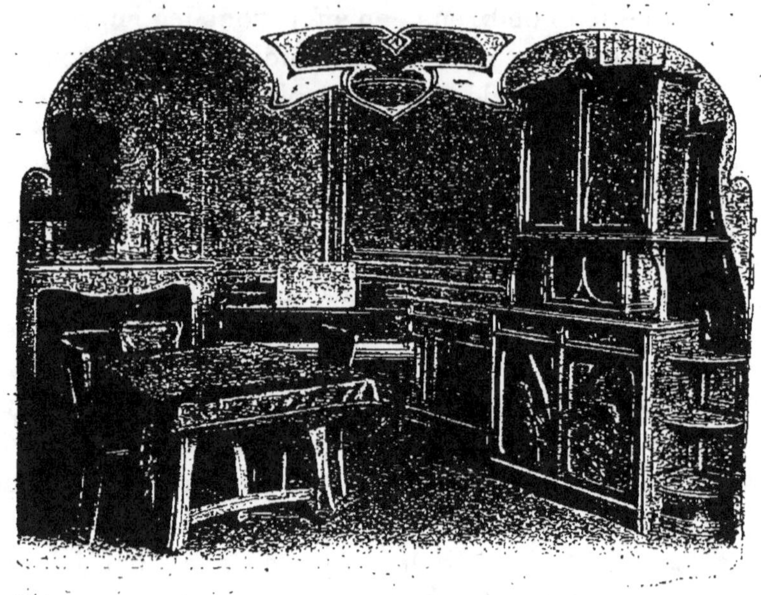

SALON D'ATTENTE

Effets du bacille de Koch sur l'organisme

Le microbe de la tuberculose produit dans les poumons des plaies et ulcérations qui, à la longue, détruisent le tissu de ces organes et amènent la formation de ce qu'on appelle des *cavernes*. En même temps il secrète des poisons (*toxines*) qui s'introduisent avec lui dans le sang et causent la fièvre, les sueurs nocturnes et l'amaigrissement qui tourmentent tant ces malades.

Ces plaies des poumons, comme celles de la peau,

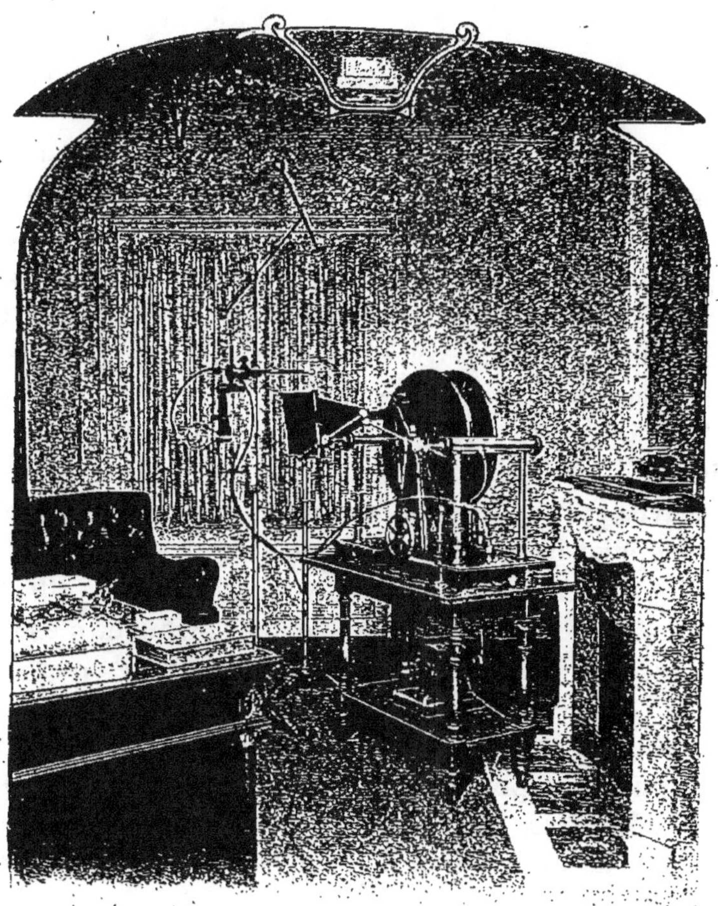

CABINET D'EXAMEN

s'introduisent avec lui dans le sang et causent la

qui resteraient découvertes sans être pansées, sont encore infectées par les autres microbes de l'air, streptocoques, staphylocoques, pneumocoques, qui prolongent le mal et l'aggravent.

Comment on doit soigner les phtisiques

« La thérapeutique idéale de la phtisie, écrivait en 1893 le professeur Debove, consisterait à traiter cette maladie comme la gale ou la teigne, à l'aide d'un parasiticide ; malheureusement celui du bacille de Koch n'est pas encore trouvé. » A cette époque, en effet, tous les antiseptiques essayés, sublimé corrosif, acide phénique, acide sulfhydrique, acide fluorhydrique, etc., avaient été trouvés inactifs ou dangereux ; seuls la créosote et ses dérivés et l'ozone avaient montré quelque efficacité.

Depuis, la science a fait un important progrès ; grâce aux recherches et travaux du Dr Ghirelli, le parasiticide du bacille de Koch est trouvé, c'est le *Formol* ; son efficacité a été démontrée par les cures obtenues.

Mais il ne suffit pas de détruire le germe dans les poumons pour guérir le malade. Il faut réparer les désordres que le bacille a provoqués, lutter contre la faiblesse et l'amaigrissement déterminés par les toxines.

Pour arriver à ce résultat, il faut un régime alimentaire spécial, et si cela ne suffit pas, on y ajoute ordinairement l'aide de certains médicaments, dits fortifiants, qui ont pour la plupart le grave incon-

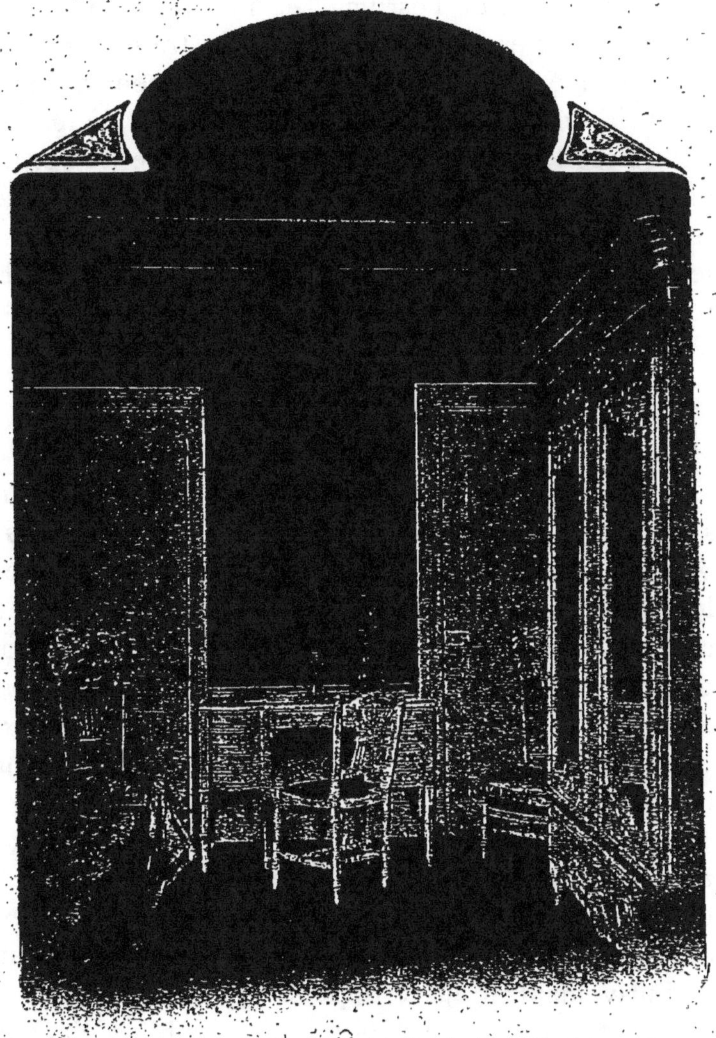

SALON DE REPOS

vénient d'altérer, au bout de quelque temps, le bon fonctionnement de l'estomac et du tube digestif.

Contrairement aux méthodes de traitement employées aujourd'hui, dont les unes visent uniquement la destruction des bacilles dans les poumons, les autres l'augmentation de la résistance de l'organisme, notre procédé attaque le *germe* dans les tissus où il s'est fixé en même temps qu'il lui rend le *terrain* défavorable en redonnant au corps ses forces et en le débarrassant des toxines.

Notre Méthode

Pour lutter contre le bacille de Koch dans le système respiratoire même, nous employons le *Formol*, qui est le plus puissant des antiseptiques actuellement connus. Pour fortifier l'organisme, le débarrasser des toxines et le rendre réfractaire à l'action du microbe, nous employons un *sérum* composé avec des éléments naturels et artificiels dont des expériences préalables, faites sur des animaux, nous ont démontré la valeur.

Les premières tentatives de traitement par ces moyens, faites à l'hôpital de Villepinte, sous le contrôle du Dr Lefèvre, médecin en chef, donnèrent des résultats si encourageants que la méthode a été définitivement adoptée depuis.

Ces premiers résultats ont été publiés dans le *Journal de Médecine*, 12 juin 1895, et le *Bulletin de Thérapeutique* (1895).

Aux premiers éléments, nous avons ajouté depuis un régime alimentaire spécial, certaines applications de courants électriques et des bains de lumière qui complètent et rendent plus rapides les effets du traitement.

Le *Formol* s'administre sous forme d'inhalations,

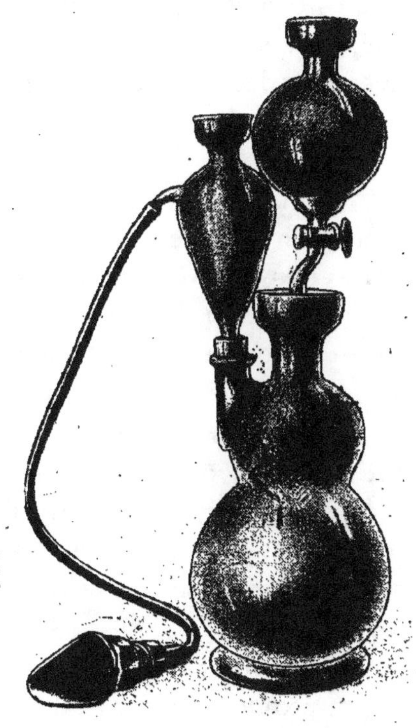

L'INHALATEUR

à l'aide d'un appareil spécial qui permet, par un dispositif particulier, d'obtenir toute l'action bienfaisante de l'antiseptique, sans aucune irritation des voies respiratoires.

Sous l'influence de ces inhalations, il se fait un véritable nettoyage du poumon. L'expectoration purulente perd ses caractères, sa fétidité, et se transforme en mucosités qui diminuent progressivement, pour se tarir tout à fait lorsque le malade guérit.

Les vapeurs de formol n'agissent pas seulement sur les poumons, mais sur toute l'étendue des voies respiratoires, et dans les cas de laryngite tuberculeuse elles constituent le seul moyen réellement efficace.

Le *sérum* est administré sous forme d'injections sous-cutanées dont la dose et la fréquence varient suivant la gravité des cas. Ce sérum relève rapidement la circulation affaiblie, rend des forces au patient débilité et favorise la réaction immunisante de l'organisme.

Les *bains de lumière* sont destinés à remplacer, pour les malades qui ne peuvent se déplacer, les *bains de soleil* que prennent ceux qui ont la bonne fortune de pouvoir se rendre dans les pays sans hiver. Ils fortifient l'organisme et **aident à la** destruction des bacilles.

Les *courants électriques* statiques ou de haute fréquence sont employés pour rétablir l'équilibre des diverses fonctions de la nutrition.

Le régime alimentaire spécial auquel nous soumettons les malades les aide puissamment à lutter contre la consomption.

Rayons X. — Pour compléter notre diagnostic, surtout dans les cas douteux de tuberculose au début, nous employons toujours, en plus des procé-

dés d'examen usuels, la *radioscopie* qui, par la pré-
cision des renseignements qu'elle fournit sur la
localisation, l'étendue et la gravité des lésions, nous
permet d'adapter les divers éléments de notre méthode à chaque cas particulier, d'en doser rigou-
reusement les applications et d'en constater les
effets par un moyen qu'aucun autre ne saurait remplacer.

Avantages de notre méthode

Nous n'avons pas certes la prétention de considé-
rer notre méthode comme une panacée susceptible
de guérir tous les phtisiques, aucune n'est et ne
sera jamais susceptible de donner un pareil résultat.
Mais ce traitement n'a pas été combiné au hasard.
Il est basé sur des données scientifiques univer-
sellement admises et n'utilise que des moyens dont
l'efficacité a été démontrée par des épreuves expé-
rimentales et cliniques de plus de dix années.

Ses résultats sur les tuberculoses du 1er et du
2e degré sont supérieurs à ceux des autres méthodes. Mais *c'est surtout par ses effets sur les tuberculeux un peu avancés à lésions étendues qu'il
montre sa supériorité.*

Notre traitement présente encore d'autres avan-
tages : il dispense le malade d'absorber des médicaments par l'estomac et sauvegarde ainsi le bon
fonctionnement des organes digestifs, dont le con-
cours est indispensable pour lutter contre la consomption.

Les divers éléments dont il se compose peuvent s'employer ensemble ou séparément, suivant la période de la maladie ou sa localisation.

Enfin il peut être suivi partout, sans déplacements onéreux et sans interrompre le travail.

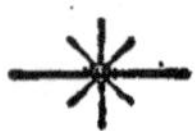

Paris. — Imprimerie JEAN GAINCHE, 15, rue de Verneuil.